嚴家秘鍼

嚴家秘鍼

韓醫學博士 嚴泰植 編著

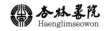

杏林書院
Haenglimseowon

11

머리말

　동양의학은 약물요법과 침구요법으로 구분할 수 있는데 임상을 하다보면 때로는 막막하게 느껴져서 처방구성 자체를 엄두도 낼 수 없는 지경에 처하게 된다.

　그래서 본인은 대학병원에서 교수로서 근무한 경력과 해외파견 근무, 또 일반 한의원 근무 등 한의사 경력 50년 동안 많은 환자를 대해본 경험을 토대로 지금까지 쌓아온 처방을 집대성하고 모든 처방을 총정리해서 간결하게 집필하여 앞으로 한의사가 될 많은 재학생분들과 현재 임상에 임하고 있는 한의사분들에게 조그마한 도움이라도 드릴 수 있을까 해서 이 책을 발간하게 되었다.

2024년 7월 1일

嚴泰植

1. 頭部疾患

1) 頭痛

一般的으로 頭痛은 火穴, 木穴과 연관성이 많다.

- 大白에 刺針
- 勞宮과 少府를 瀉한다.
- 少府穴에 瀉한다.
- 靈骨, 大白穴을 刺針
- 찬바람을 심하게 쏘이면 腎關穴에 刺針
- 婦人頭痛에는 少府, 然谷을 補하고, 陰谷, 少海를 瀉한다.
- 太陽穴에 放血

〈참고〉

上焦의 질병이면 火穴을 瀉하고 中焦의 질병이면 補한다.

2) 偏頭痛

- 側三里와 側下三里
- 通谷, 俠谿 補하고, 商陽, 竅陰을 瀉한다.
- 太陽穴 放血
- 風市 刺針
- 列缺과 懸鍾 瀉한다.
- 絶骨(懸鍾이라서 바로 위와 같음)과 列缺 瀉한다.

3) 前頭痛(眉稜骨痛)

- 火菊(公孫) 刺針
- 中脘
- 足臨泣 瀉(眉稜骨痛)
- 習慣性 頭痛 : 六完, 明黃

4) 後頭痛

- 衝霄穴(충소혈) 放血
- 正筋, 正宗(正筋上方 2寸)

  (足內外踝尖 연장선의 아킬레스건 중앙)

5) 頭頂痛

- 靈骨, 大白, 明黃(大腿內側 正中央)
- 項脊이 如錐 - 通谷, 俠谿 補하고, 商陽, 竅陰을 瀉한다.

6) 腦震盪(교통사고 후유증)

- 然合, 三重을 放血
- 正筋, 正宗은 刺針

7) 頭暈

- 痰飮이 原因이면 太白, 太淵을 補하고, 少府, 魚際를 瀉한다.
- 風으로 오면 少府, 行間, 經渠 刺針한다.
- 頭眩 : 腎關, 復溜
- 高血壓 : 湧泉
- 心臟으로 眩暈 : 通關, 通山穴
- 右로 取穴한다.
- 太淵을 補하고, 太白은 瀉한다.

8) 頭部의 各種 症狀

- 高血壓, 低血壓, 貧血에는 靈骨, 曲池 刺針

- 腦神經不淸, 腦膜炎, 腦瘤에는 三重 放血 四花外穴

  (條口 外側 1寸) 放血

- 豊隆穴 上下左右는 痔疾患.

2. 頸項疾患(落枕)

1) 頸項痛(落枕)

- 束骨, 後谿 刺針 (목이 좌우로 움직이지 못한다. 목이 전
  후방으로 움직이기 힘들 때)
- 頸項痛 : 陰谷, 谷泉 補하고 經渠, 中封 瀉한다.
- 承漿, 人中(목이 前方으로 不動時) 刺針

2) 瘰癧(連珠瘡)

- 承扶와 秩邊에 刺針
- 少府, 魚際는 補하고, 尺澤, 陰谷은 瀉한다.

3) 甲狀腺腫大, 眼突

- 陰谷, 曲泉 補하고, 經渠, 中封 瀉한다.(甲狀腺 기능
  저하)

4) 頸項皮膚病
- 肩中穴과 外白이 效

5) 痄腫(耳下腺炎)
- 耳背 瀉血(耳背 瀉) 참고
- 三重 放血

6) 肩頸痛(경추 Disc)
- 腎關
- 通谷 瀉(寒濕)하고, 臨泣 補한다.
- 手臂 不能與 하면 肩中 健側 刺針한다.

7) 扁桃腺炎
- 腋門, 大敦 補하고, 陽池, 關衝 瀉한다.

3. 眼疾患

1) 視物不清
- ■ 陰谷, 曲泉 補하고, 經渠, 中封 瀉한다.
- ■ 高血壓에 의한 不清이면 耳尖 瀉血
- ■ 太陽穴에 瀉血
- ■ 復溜, 火菊, 風池(左右), 明黃

2) 目赤
- ■ 經渠, 中封 補하고, 少府, 行間을 瀉한다.
- ■ 眼痛에는 氣海穴
- ■ 耳尖 太陽 瀉血한다.

3) 目乾澁 및 目風 流淚
- ■ 攢竹, 陽白, 絲竹空, 太陽, 承泣

4) 兩眼瞼不開(筋無力症에 눈을 뜰 수가 없는 경우)

■ 公孫穴

■ 叉三穴과 火菊을 같이 쓴다.

5) 散光(亂視)

■ 中白에 刺針한다.(中渚穴의 後方 五分)

6) 斜視(眼球歪斜)

■ 太陽穴 瀉血

■ 明黃, 復溜

7) 眼瞼下垂(中氣가 不足하면)

■ 大都, 少府 補하고, 大敦과 隱白을 瀉한다.

■ 火菊穴, 叉三穴 刺針

8) 白內障

■ 風池穴 刺針(長期間 治療)

9) 夜盲

- 夜盲穴에 刺針

10) 眼肌跳(顏面神經痙攣)

- 陰谷, 曲泉 補하고, 經渠, 中封에 瀉한다.(迎香에 추가)
- 腕順一穴, 腕順二穴

11) 靑光眼

- 行間
- 耳尖穴, 太陽穴에 瀉血
- 火硬, 火主

12) 視神經萎縮, 飛蚊症

- 腎關, 光明을 刺針
- 太陽 瀉血
- 陰谷, 曲泉 補하고, 經渠, 中封에 瀉한다.

13) 眼下痰黑色

- 上眼瞼 – 脾 – 木火3穴

■ 下眼瞼 － 胃 － 肝門

14) 麥粒腫

■ 上胞腫 － 隱白

■ 下胞腫 － 臨泣

■ 湧泉 刺針

■ 陽谷, 解谿 補하고, 臨泣 陷谷 瀉한다.

15) 目에 날파리가 보인다.

■ 陽谷, 解谿는 補하고, 臨泣, 陷谷은 瀉한다.

〈참고〉

• 바람을 쏘이면 눈물이 날 때, 太谿 瀉, 經渠 補

4. 鼻疾患

1) 鼻乾

- 太白, 太淵은 補하고, 少府 魚際는 瀉한다.
- 迎香穴

2) 鼻塞

- 太白, 太淵은 補하고, 少府, 魚際는 瀉한다.

3) 過敏性 鼻炎

- 鼻翼 靈骨(땀, 콧물, 재채기)

4) 酒䵢鼻(鼻頭紅暈)

- 脾兪, 胃兪에 放血
- 脾胃의 濕熱 때문이다.

5) 鼻出血(鼻衄)

■肩中에 刺針

6) 蓄膿症

■木穴

■經渠, 復溜 補하고, 太白 太谿는 瀉한다.

7) 鼻涕

■陽谷, 解谿를 補하고, 臨泣, 陷谷은 瀉한다.

8) 感冒

■間使, 外關, 合谷, 列缺, 曲池, 上星, 百会, 大椎, 足三里, 內庭

5. 耳疾患

1) 中耳炎
- 地五會의 靑筋에 放血
- 經渠, 復溜는 補하고, 太白 太谿는 瀉한다.

2) 耳痛
- 臨泣, 外關에 刺針
- 三重, 四花外 放血
- 叉三穴(五官疾患에 多效)과 風市 刺針

3) 耳鳴
- 商陽, 至陰 補하고, 三里, 委中은 瀉한다.
- 虛證에는 耳鳴이 同一하게 운다.
- 實證에는 耳鳴이 大小의 鳴으로 운다.

4) 聾啞 (耳膿)

- 經渠, 復溜 補하고, 太白, 太谿는 瀉한다.
- 三重穴 刺針

5) 耳後痛

- 中渚, 少府 瀉
- 耳後 部位의 壓通點 放血

6. 口舌齒 疾患

1) 下頜骨痛
- ■ 火硬, 火主
- ■ 太陽 放血
- ■ 內關, 魚際, 三里 刺針

2) 口眼喎斜
- ■ 三重, 四花外 放血
- ■ 尺澤에 放血(患側)
- ■ 久病, 上巨虛, 足三里 刺針
- ■ 小海 補하고, 谿谷 瀉한다.
- ■ 地倉, (아래턱이 쳐지면) 頰車 刺針

3) 失語症
- ■ 失音穴

4) 舌頭難言 (中風性 失語)

■啞門, 風府 瀉血

5) 舌下腫

■金津 玉液에 放血

■側下里, 側下三里 刺針

6) 口內生瘤

■太陽 放血한다.

7) 口臭

■經渠, 復溜는 補하고, 太白, 太谿는 瀉한다.

8) 齒痛

■陷谷 放血

■側三里穴 刺針

■上齒痛 - 通谷, 內庭을 補하고, 陽谷, 解谿는 瀉한다.

　- 四花外穴

　下齒痛 - 陰陵泉, 尺澤을 補하고, 三里, 絶骨을 瀉한

다. - 四花外穴

9) 口内炎 (口瘡)

- 液門, 中渚 補하고, 陰谷 瀉한다.

7. 顏面疾患

1) 顏面神經痙攣

- ■ 大都 少府 刺針
- ■ 陰谷, 曲泉 補하고, 經渠, 中封 瀉한다.
- ■ 迎香 刺針
- ■ 大白(健側) 後谿(患處) 刺針

2) 三叉神經痛

- ■ 太陽穴 放血
- ■ 大白(健側), 後谿(患側) 刺針

3) 面麻(觀骨疼痛)

- ■ 三重穴 放血
- ■ 側三里, 側下三里 刺針

8. 咽喉疾患

1) 魚骨刺喉
- 足千金穴(足三里穴 後方 2寸에서 直下 4寸)

2) 咽喉痛
- 少商 放血
- 天突에 刺針
- 列缺, 照海 刺針

3) 咽乾
- 太淵, 魚際
- 三重, 足千金, 少商 放血

4) 聲嘶
- 列缺, 照海 刺針

9. 上肢疾患

1) 手指痲痺

- ■腎關
- ■少府, 勞宮 瀉
- ■手冷感 : 崑崙 補하고, 少府는 瀉한다.
- ■手無力症 : 水合, 內關, 列缺 刺針

2) 食指痺

- ■陰谷, 曲泉에 補하고, 經渠, 中封은 瀉한다.

3) 手瘻 (손이 저린 것)

- ■側三里, 側下三里 刺針
- ■外關

4) 中指痺

- ■通關, 通山에 刺針

5) 指關節痛

- ■五虎一穴

6) 腕關節痛

- ■側三里, 側下三里

7) 腱鞘炎

- ■患處를 放血한다.

8) 五十肩(手臂不能擧)

- ■尺澤(患側) 瀉血, 腎關에 刺針
- ■臨泣, 中渚에 刺針
- ■通谷 瀉, 陽輔를 補한다.

9) 肘關節痛

- ■曲池(骨彎)
- ■心門(健側), 後谿(患側)

10) 手抽筋
- 火山(健側)
- 尺澤(健側) 放血

11) 兩手拘攣
- 尺澤에 刺針
- 腎關에 刺針
- 手足三回指痛하면 束骨 刺針
- 肩胛痛이면 陰谷 刺針

12) 頸椎 Disc
- 天皇, 明黃, 其黃 刺針
- 人中, 後谿, 束骨, 風市

13) 곱사등 治療(龜胸象)
- 太白, 太淵은 補하고, 少府, 魚際는 瀉한다.

10. 下肢疾患

1) 坐骨神經痛
- ■靈骨, 太白 刺針하고 放散痛이면 束骨에 刺針
- ■人中, 後谿, 風市, 束骨
- ■委中 靑筋에 放血

2) 大腿痛
- ■叉三穴
- ■明黃, 通天, 風市穴에 刺針

3) 脚抽筋 (발에 쥐가 남)
- ■正筋
- ■承山穴 瀉

4) 足跟痛 (발뒤꿈치 痛)
- ■靈骨에 刺針, 束骨에 牽引

5) 鼠蹊部痛

- 靈骨, 心門
- 陰谷, 曲泉 補하고, 經渠, 中封 瀉한다.
- 陽谷, 解谿 補하고, 臨泣, 陷谷 瀉한다.
- 仙骨部痛 : 上髎, 次髎, 中髎, 下髎에 刺針

6) 股關節痛

- 中渚, 後椎, 首英
- 崑崙 補하고, 陽輔 補하고, 後谿 瀉, 商陽 瀉한다.

7) 股關節 壞死

- 健側에 養老穴 刺針
- 患側에 崑崙 刺針

8) 足痿難行(발이 시큰거려 못 걷다)

- 次白에 刺針하고 委中에 瀉血

9) 腿軟無力(다리가 무력하다)

- 肩中

■木火穴 刺針

10) 趾痲
■腎關, 通天, 勞宮穴

11) 足腿冷痛
■通天, 肩中, 木火穴
■陰谷 瀉하고, 大白 補한다.(下肢冷感時)
■少府 瀉하고, 陰谷 補한다.

12) 膝蓋痛
■肩中
■腎關
■膝靈
■鶴膝風 中脘 環跳

13) 全身류마티스 關節炎
■肩中, 通關, 通天, 腎關, 健中의 5곳을 동시에 取穴
■少府, 太白 瀉

■心臟熱이나 火로 일할 때 心臟의 火穴인 少府를 瀉

14) 足踝捻挫

- 陰谷, 曲泉 補하고, 經渠, 中封은 瀉한다.
- 委中 放血
- 浮腫이 甚하면 四花外穴에 刺針
- 公孫穴에 瀉한다.

15) 小腿脹痛

- 次白(患側), 肩凝(健側)
- 胃經上 : 足三里
- 膽經上 : 陽陵泉
- 膀胱經上 : 合陽
- 肝經이나 脾經 : 三陰交

16) 足掌背趾痛

- 下關, 百會에 放血

17) 痛風

- ■經渠, 復溜 補하고, 太白, 太谿는 瀉한다.

- ■足三里(患側)

11. 胸腹疾患

1) 胸痛

- 內關, 通關, 通山
- 打撲傷 － 患處를 瀉血한다.

2) 肋間神經痛

- 陰谷, 曲泉에 補하고, 經渠, 中封은 瀉한다.
- 太白, 太淵은 補하고, 少府, 魚際는 瀉한다.

3) 脇痛

- 支溝, 陽陵泉
- 右側 脇痛 : 太白, 太淵 補하고, 少府, 魚際 瀉한다.
- 左側 脇痛 : 陰谷, 曲泉 補하고, 經渠, 中封 瀉한다.

4) 腹中絞痛

- 三里, 曲池 補하고, 陽谷, 陽谿 瀉한다.

■ 臍에서 上下左右 各 1寸에 刺針

5) 下腹痛

■ 門金 刺針

■ 三里, 曲池 補하고, 陽谷, 陽谿를 瀉한다.

6) 上腹痛(食滯)

■ 少府, 大都 補하고, 大敦, 隱白 瀉한다.

■ 足三里 補하고, 足臨泣 瀉한다.

7) 胸背痛,連痛

■ 重子(左病右治, 右病左治)

■ 少府, 大都 補하고, 大敦, 隱白 瀉한다.

8) 盲腸炎

■ 闌尾穴

〈참고〉

• 盲腸炎이나 急性膽囊炎에는 3가지 원칙

① 깊이 찌른다. (2寸 이상)

② 留鍼시간 60-90분까지 둔다.

③ 强刺戟한다.(예: 염전)

12. 腰背疾患

1) 背痛
- 重子

2) 背連下腿痛
- 馬快水
- 患處를 찾아서 刺針한다.

3) 脊椎側彎症
- 明黃, 其黃, 通天 刺針

4) 胸椎捻挫
- 崑崙 瀉
- 委中 放血

....

5) 腰椎捻挫
- 後谿, 申脈, 足臨泣, 人中
- 委中 放血

〈요통의 참고사항〉

- 脊椎痛 : 人中, 後谿
- 起立時痛 : 首英, 中白
- 前方으로 못 구부리면 : 靈骨, 大白
- 後方으로 못 할 때 : 後椎, 首英, 申脈
- 左右時痛 : 申脈, 正宗, 正筋
- 腰腿部位痛 : 患處를 放血한다.
- 腎虛腰痛 : 中白, 腕順一穴, 委中
- 出産後 腰痛, 生理痛 : 腕順一, 腕順二
- 食積腰痛 : 臨泣, 俠谿
- 夾脊間 部位가 痛 : 風市, 腕順一, 二, 風市
- 脊椎正中線痛 : 正筋, 正宗
- 折骨傷 : 三里, 曲池 補하고, 陽谷, 陽谿 瀉한다.

6) 尾椎痛
- ■心門 刺針
- ■崑崙 瀉

7) 角弓反張(大腸이 虛하면)
- ■經渠 補하고, 太白 瀉한다.
- ■足三里 補하고, 陽谿는 瀉한다.

13. 心臟疾患

1) 心臟絞痛(眞心痛)

- 大敦, 少衝 補하고, 陰谷, 少海 瀉한다.
- 尺澤 放血

2) 不整脈

- 心門 刺針

3) 心臟痳痺(救急穴)

- 頸椎部位 放血(胸推 2-3推 넓게 放血)
- 尺澤 放血
- 中衝 放血

4) 血管硬化

- 通關, 通山, 通天 刺針

5) 心筋炎

- 心門

- 不眠, 怔忡, 恐布에는 陰谷, 曲泉, 補하고, 經渠, 中封
  은 瀉한다.

- 强心 活血에는 救急穴을 쓴다.

〈心臟疾患의 참고사항〉

- 一切 暑病에는 大敦, 少衝 補하고, 陰谷, 少海 瀉
  한다.

14. 肝膽疾患

1) 肝硬化
- 天黃, 明黃, 其黃 刺針

2) 急性 肝炎
- 肝門穴 刺針
- 陰谷, 曲泉은 補하고, 經渠, 中封은 瀉한다.

3) 慢性 肝炎
- 肝門
- 陰谷, 曲泉은 補하고, 經渠, 中封은 瀉한다.
- 天黃, 明黃 刺針

〈간담질환에 참고사항〉
- 酒醉에는 耳環穴에 放血하고, 火包에 刺針

4) 膽囊炎 (膽絞痛)

- 七里, 九里

5) 膽石症

- 木枝穴

6) 黃疸

- 至陽

- 明黃, 天黃, 其黃

- 大都, 小府 補하고, 陰陵泉, 陰谷은 瀉한다.

15. 肺疾患

1) 肺氣腫
- 太白, 太淵은 補하고, 少府, 魚際를 瀉한다.

2) 肺炎
- 重子, 重仙, 太白
- 支溝, 商陽, 中渚, 然谷, 陰谷 刺針
- 뚱뚱한 者가 高熱이면 商陽을 먼저 刺針하고, 마른 사람이 高熱이면 支溝穴을 刺針한다.

3) 氣管支炎
- 太淵, 四關, 合谷, 三里
- 水金, 水通

4) 肺結核
- 魚際穴 瀉(高熱時)

■ 陰郄(多汗症)

■ 太白, 太淵은 補하고, 少府, 魚際를 瀉한다.

5) 喘息

■ 水金, 水通 刺針, 尺澤에 放血

■ 解谿, 液門 補하고, 中渚 陷谷 瀉한다.

〈喘息의 참고사항〉

• 肺喘은 숨이 차고 가래가 많다.

• 心喘은 숨이 차고 가래가 없다.

• 腎喘은 숨이 차고 盜汗한다. 骨蒸, 潮熱

6) 感氣(高熱, 有痰, 재채기)

■ 太衝, 大敦 補하고, 神門, 太谿 瀉한다.

■ 解熱鍼은 아래의 순서대로 한다.

  1. 支溝 2. 中渚 3. 然谷 4. 商陽 5. 陰谷 刺針

16. 脾胃疾患

1) 胃痛
- 陽谷, 解谿 補하고, 臨泣, 陷谷 瀉한다.
- 梁丘 瀉血
- 太白, 足三里

2) 食滯
- 少府, 大都 補하고, 大敦, 隱白 瀉한다.
- 尺澤, 委中 瀉血

3) 胃潰瘍
- 腎關, 通胃 刺針
- 通關, 通山 刺針

4) 嘔吐
- 風府, 啞門穴 放血, 間使穴 刺針

■少府, 大都 補하고, 大敦, 隱白 瀉한다.

5) 食慾不振
■靈骨 刺針

■足三里, 門金穴 刺針

6) 脾臟腫大
■木斗와 木留 刺針

■內關, 照海 刺針

7) 心下有水氣
■足三里 放血

8) 翻胃
■天黃, 腎關 刺針

9) 臍上部痛
■太白, 太淵 補하고, 少府, 魚際 瀉한다.

10) 臍下部痛

■ 湧泉, 然谷 補하고, 太谿, 復溜 瀉한다.

17. 大小腸 疾患

1) 急性 腸炎
- 足三里, 曲池 補하고, 陽谷, 陽谿 瀉한다.

2) 慢性 腸炎
- 足三里, 曲池 補하고, 陽谷 陽谿 瀉한다.
- 門金, 曲池, 陰陵泉 刺針

3) 臍部 疼痛
- 內庭, 足三里, 三陰交 刺針
- 三里, 曲池 補하고, 陽谷 補하고, 內關 公孫에 刺針

4) 痔疾
- 委中, 承山, 陰陵泉, 左右穴에 放血한다.
- 足三里, 曲池 補하고, 陽谷, 陽谿 瀉한다.

5) 小腸疝氣

- 三陰交, 大敦 刺針

6) 便祕

- 足三里, 曲池 補하고, 陽谷, 陽谿 瀉한다.
- 慢性便祕 : 照海穴 刺針
- 急性便祕 : 支溝
- 商陽穴 放血

7) 癮疹

- 三里, 曲池 補하고, 陽谷, 陽谿 瀉한다.

8) 濕疹

- 陰谷, 曲泉 補하고, 經渠, 中封 瀉한다.

18. 腎膀胱疾患

1) 腎臟炎
- 通腎, 通胃, 通背穴 刺針한다.(小便不通時)
- 患處에 放血한다.

2) 腎臟結石
- 復溜 補하고, 太白, 太谿 瀉한다.
- 陰陵泉, 足三里에 刺針(小便不通時)
- 膀胱結石에는 腎兪穴 刺針한다.

3) 膀胱結石
- 陽陵泉, 足三里에 刺針한다.(小便不通時)

4) 膀胱炎, 尿道炎
- 六快, 七快 刺針
- 腎關, 外關 刺針

5) 前立腺肥大

- 陰陵泉, 足三里 刺針
- 三陰交에 灸한다.
- 次髎, 中髎, 環跳, 左右穴에 刺針

6) 早漏症

- 大敦, 三陰交 刺針
- 腎關 刺針

7) 睾丸炎

- 內踝에서 三陰交 放血
- 大敦, 三陰交 刺針

8) 夢精

- 陽谷, 解谿 補하고, 臨泣, 陷谷 瀉한다.
- 腎兪, 關元에 灸한다.
- 經渠 補하고, 太白 太谿는 瀉한다.

9) 淋濁

- 通腎, 通胃, 通背에 刺針

10) 龜頭炎

- 下三皇, 大敦

11) 小便出血

- 商陽, 至陰 補하고, 足三里, 委中 瀉한다.
- 陰陵泉, 三里 瀉한다.
- 下三皇

12) 尿意頻數

- 腎關
- 海狗, 木婦, 腎關

13) 浮腫

- 浮腫이 오면 通關, 通山, 通天穴에 刺針

14) 小便白濁

■少府, 大都 補하고, 大敦, 隱白을 瀉한다.

15) 疝如奔豚

■經渠, 復溜 補하고, 太白, 太谿 瀉한다.

■少府, 然谷 補하고, 陰谷, 少海 瀉한다.

16) 橫骨痛

■僕參 刺針

19. 糖尿疾患

1) 糖尿

- 腎關, 陰陵泉

- 通腎(口渴), 陰陵泉

- 陰谷, 曲泉 補하고, 經渠, 中封 瀉한다.

- 야콘즙을 매일 朝服한다.

20. 婦人科疾患

1) 生理痛
- ■ 三陰交, 門金穴 刺針
- ■ 大都穴(子宮出血)
- ■ 還巢穴

2) 輸卵管 閉塞(不姙)
- ■ 少府, 大都 補하고, 大敦, 隱白 瀉한다.
- ■ 還巢穴에 刺針

3) 子宮筋腫
- ■ 婦科, 還巢穴에 刺針
- ■ 三陰交穴에 放血
- ■ 通谷, 俠谿 補하고, 商陽, 竅陰 瀉한다.

4) 赤白帶下
- ■少府, 大都 補하고, 大敦, 隱白 瀉한다.
- ■三陰交 刺針
- ■婦科, 還巢 刺針

〈참고〉
- • 小腹部, 肝, 子宮 등 여자의 子宮病은 모두 肝病
  이다. 腕順 一穴과 腕順 二穴에 刺針한다.

5) 陰部浮腫
- ■婦科穴
- ■三陰交 放血
- ■陰谷, 曲泉 補하고, 經渠, 中封을 瀉한다.

6) 陰部痒
- ■雲白, 海狗穴

7) 難産
- ■至陰, 三陰交

■ 三陰交 刺針, 合谷 瀉, 至陰(灸)
■ 분만촉진 鍼 – 太衝, 三陵交, 合谷, 內關 刺針한다.

〈難産 참고사항〉

- 陰谷, 曲泉 補하고, 經渠, 中封 瀉한다.(産後 腹痛, 産後 發熱)
- 膀胱兪, 肝兪, 胃兪, 大腸兪(진통 심할 때)
- 大敦, 少衝 補하고, 陰谷, 少海 瀉한다.(産後 譫語)

8) 久年不孕

■ 內踝에서 三陰交까지 放血

〈久年不孕의 참고사항〉

- 三陰交, 照海, 內關穴(아래로 처지게 하려면 瀉法) (위로 올라가게 하려면 補法)

9) 無乳汁

■ 少澤 補한다.

10) 乳腫

- 太淵, 經渠 瀉한다.

11) 月經不調

- 三陰交 補하고, 臨泣, 三間, 通谷, 前谷 瀉한다.

12) 産後病

- 陰谷, 曲泉 補하고, 經渠, 中封 瀉한다.
- 三陰交, 四關(産後腹痛)

13) 脫陰

- 照海 補하고, 曲泉 瀉한다.

21. 中風 疾患

1) 食滯(中風性)

- ■少府, 大都 補하고, 陰陵泉 陰谷 瀉한다.
- ■少商 放血

2) 金津, 玉液

- ■中風 豫防, 憂症, 不眠, 頭痛, 不安, 精神病을 치료함
- ■舌 밑에 靑筋이 두툼하면서 黑淸色이면 中風이 올 수 있다.
- ■中風豫防法

  大椎 傍 2.5cm 좌우에서 흰 비지실근을 뽑는다.
- ■中風예방법으로 우울, 불면, 怔忡, 두통, 정신불안 등의 증상이 오지 않게 해야 한다.

3) 中風診斷法

- ■肝風 : 手足이 오그라듬, 언어가 우둔함.

■陰谷, 曲泉 補하고, 經渠, 中封 瀉한다.

■心風

· 手足을 늘어뜨린다.

· 心實: 笑不休, 少海 補하고, 谿谷, 完骨 瀉한다.

· 心虛: 잘 우는 사람. 大敦 補하고, 太白, 完骨 瀉한다.

■腎風

· 大小便을 가리지 못한다.

· 腎虛 : 經渠 補하고, 太白, 太谿 瀉한다.

4) 偏風連動

■얼굴이 실룩거리며 눈꺼풀이 떨린다.

■少海 補하고, 神門, 太白 瀉한다.

■陰谷, 曲泉 補하고, 經渠, 中封 瀉한다. 迎香 刺針

5) 皮風症

■벌레가 기는 느낌.

71

■陰谷 補하고, 大敦, 太衝 瀉한다.

■臨泣, 陷谷 補하고, 商陽, 厲兌 瀉한다.

6) 肥濕한 사람의 한습병

■手足이 무겁고 無力症이면 風市 瀉한다.

〈참고〉

• 中風이 左側이면 肝이 원인

　　　右側이면 肺가 원인

• 中風이 강직하면 肝이 원인

　　　늘어지면 心이 원인

7) 眩暈(中風性)

■小腦가 위축되어 메슥거리면서 嘔吐, 眩暈이면 痰飮痛

■少府, 魚際 補하고, 太白, 太淵 瀉한다.

■中脘(濕으로 오는 眩暈)

■心臟性 腦貧血: 通關, 通山, 通天

■風으로 眩暈이 오면 陰谷, 曲泉 補하고, 經渠, 中封

　瀉한다.

■癌으로 오는 어지러움은 少府, 魚際 補하고, 太白 太淵 瀉한다.

8) 瀉血治法(中風性일 때)

■中風 初期 : 魚際, 通天, 百會 放血

10指(手)端에 放血

■足部位, 赤白肉際 放血

■拇指발톱과 첫마디 사이를 放血

■湧泉穴 주위를 放血

■百會穴 주위를 放血

9) 中風 基本方

■昏迷時 : 火硬, 火主, 12井穴 放血

■舌强不語失語 : 風府, 啞門 瀉血한다.

■人事不省 : 十宣穴

10) 高血壓

■고혈압은 肝과 관계있다.

■中白, 下白

■火菊, 火硬穴

■內關, 曲池, 足三里

11) 파킨슨씨 病

■明黃, 其黃, 腎關

■腎關, 復溜, 明黃

(추가혈) 正會, 後會, 木枝穴

12) 四肢浮腫

■中白, 水曲, 膝靈, 分中

■通腎, 通胃, 通背(아침에 일어나면 붓는 사람)

〈참고〉

• 風濕寒 – 通天

13) 두드러기

■耳背 放血

■九里

■曲池, 血海, 三陰交

〈참고〉

- 左側 手足病 – 肝實
- 右側 手足病 – 肺虛

14) 癲癎
- ■ 金吉, 金陵(肺兪, 厥陰兪)
- ■ 大椎穴 放血

15) 解暈鍼, 解經血錯亂
- ■ 下白穴(침을 맞아 어지럽다고 부작용이 있으면)
- ■ 解穴(침을 맞아 통증이 있다면) : 梁丘下 1寸

16) 脂肪瘤
- ■ 明黃(大腿內側正中央穴 刺針)

17) 靜脈瘤
- ■ 튀어나온 血管 하단의 靑筋을 보고 放血한다.

18) 血管硬化

- 豊隆穴 刺針
- 委中穴에 瀉血

19) 血液病

- 白血球가 혹은 赤血球가 많거나 적으면 : 上三黃穴
- 木斗, 木留 刺針

〈참고〉

- 白血球 過少 : 其黃, 肝門
- 赤血球 過少 : 肝門, 上三黃

20) 睡中咬牙

- 腑腸穴
- 條口下 3寸
- 三重穴
- 經渠, 復溜 補하고, 太白, 太谿 瀉한다.

21) 精神疲勞

- ■ 叉三穴 鼻翼
- ■ 鼻翼(男女左右로 刺針)

22) 過敏性 皮膚(allergy性 皮膚)

- ■ 耳背 放血(靑筋)

23) 아토피성 皮膚(牛皮癬)

- ■ 耳背 放血, 肺兪, 厥陰兪 放血
- ■ 通會, 二間 瀉한다.

24) 여드름(靑春痘)

- ■ 迎香穴, 耳背穴 放血 (일주일 간격으로 放血)
- ■ 厲兌穴 瀉血한다.

25) 鼻聲(코 고는 증상)

- ■ 三重穴 放血하고 刺針
- ■ 太白, 太淵 補하고, 少府, 魚際 瀉한다.
- ■ 少府, 魚際, 補하고, 尺澤, 陰谷 瀉한다.

26) 치매 혹은 腦打撲傷에 의한 頭痛

- 三重, 然谷 放血
- 正筋, 正宗, 上瘤穴에 刺針
- 百會穴에 灸한다.

27) 瘀血鍼 및 모든 病을 치료하다가 치료가 어려 우면 瘀血인지를 꼭 확인하세요

- 太白 補하고, 曲池 瀉한다.
- 舌이 靑紫色 내지 紫黑色이다.

〈참고〉

- 金林穴 放血, 玉火穴
- 胸部 打撲傷 – 百会穴
- 四肢 打撲傷 – 解穴
- 頭部 打撲傷 – 百会穴

〈참고〉

- 모든 타박상에는 解穴 刺針(유침시간 8분을 넘지 말 것)

〈참고〉

■ 瘀血診斷法

• 舌이 靑紫色 혹은 紫黑色이다.

• 皮膚가 차게 느껴진다.

• 皮膚가 검푸르고 푸르죽죽하다.

• 靜脈怒張이 있다.

• 멍이 잘 들고 오래 간다.

• 疼痛部位가 일정하다.

• 夜에 甚한 痛

• 아랫배 좌측이 딱딱하고 아프다.

• 대변이 검은색이다.

• 건망증이 심하다.

• 口渴이 없으며 小便은 自利한다.

• 아랫배가 멍이 잘 든다.

• 折骨傷에는 三里, 曲池 補하고, 陽谷, 陽谿 瀉한다.

28) 鵝掌風(손바닥, 발바닥이 건조하며 갈라짐)

■ 尺澤, 委中 放血

■ 木穴

29) 口眼喎斜 (中風性)

■ 地倉, 頰車, 小海 補하고, 然谷 瀉한다.

22. 皮膚疾患

1) 皮膚

■ 三仙穴(外部病毒素로 오는 皮膚病)

■ 曲池, 三里 補(食中毒, 痘瘡, 白疹)한다.

■ 肩中, 外白(頸項 皮膚病)

■ 通谷, 二間 瀉(붉은 아토피성 피부염)한다.

■ 榮穴 − 外感表病

■ 皮膚病에는 肝, 心臟을 瀉하고 脾, 肺 補한다.

■ 濕疹 − 陰谷, 曲泉 補하고, 經渠, 中封 瀉한다.

■ 臟腑失調로 오는 皮膚病 − 百会穴

23. 小兒科疾患

1) 滯할 때
- 少商 放血
- 少澤 放血

2) 驚風
- 太衝 補하고, 合谷, 少府 瀉한다.

3) 高熱
- 少商, 二間 放血

4) 小兒多尿
- 腰椎 3-4椎 瀉血

5) 驚氣
- 通會, 俠谿 補한다.

■商陽, 竅陰 瀉한다.

6) 急驚風

■少商, 魚際 上星, 勞宮, 人中 刺針

7) 慢性 驚風

■湧泉 瀉, 百會 刺針

〈참고〉

• 小兒 따주기 : 少商 放血

24. 기타 疾患

1) 痰塊(痰飮)

■胸中에서부터 胃脘, 中脘, 咽內에서 걸쳐 선 같은 病
  症을 痰塊

2) 三重 放血

■口眼喎斜, 偏頭痛, 耳病

■腦震蕩 後遺症 頭痛

■肥白하면 濕이요 痰이며 黑瘦人은 血虛하여 熱이다.

3) 熱厥(手足掌熱感)

■少府 瀉하고, 陰谷 補한다.

〈참고〉

•心火나 腎水의 싸움인데, 火가 水를 누르는 것이다.

4) 寒厥

■ 水가 너무 강해서 土를 이기지 못한다.

■ 陰谷 瀉, 太白 補

〈참고〉

• 熱厥患者는 手掌熱感하고

  寒厥患者는 手足이 冷하다.

5) 重病診斷法

■ 病의 原因을 모르면 灸를 붙여서 손가락 발가락에 가까이 대면 그 반응이 나타나는데 더디면 그 經絡에 寒症이 있다.

〈참고〉 병의 진행 순서

• 氣病 → 血病 → 筋病 → 肉病 → 骨病

6) 瀉血療法

■ 人體背面疼痛 - 委中 放血

7) 風市穴

■ 全身痛이면서 원인을 모르면 風市 刺針

〈참고〉風과 濕은 痛을 유발하는데

- 風市穴은 風과 中瀆은 濕을 주관한다.
  ① 急性痛症은 郄穴, 慢性痛症은 兪穴을 刺針한다.
  ② 任脈의 病을 제거하려면 承漿, 列缺, 水相穴 刺針한다.

8) 留鍼時間

■ 45分이 적당하므로 30分 이상 유침한다.

慢性疾患은 60分 以上 유침(中風, 口眼喎斜)

9) 痛症時 禁해야 할 음식

- 얼음물, 찬물을 禁한다.
- 찹쌀 음식을 禁한다.
- 어패류나 콩류를 禁한다.
- 땅콩을 禁한다.
- 이런 음식을 먹으면 體內에서 酸性으로 변하여 기가

소모됨.

〈참고〉

• 痛症 부분은 火穴을 瀉해준다.

10) 깁스를 했다 풀면

■ 通谷, 俠谿 補하고, 商陽, 竅陰 瀉한다.

〈참고〉

• 筋肉과 骨病의 차이는 살짝 문질러서 아프면
근육병이고 꼭 눌러서 아프면 骨病이다.

11) 帶狀疱疹

■ 帶狀疱疹이 心經으로 왔을 때 心經의 火穴인 少府穴
을 瀉한다.
■ 膿瘡 – 地五會穴 刺針

〈참고〉

• 痛, 가려움, 종기 모두 心病이다.

• 痛症이 있으면 그 經絡의 火穴을 瀉한다.

  이때 효과가 없으면 水穴을 補하고, 그 다음에 火

  穴을 瀉한다.

12) 手足掌 多汗症

- 大腸實이다.

  陽谷, 通谷, 陽谿 補하고, 二間 瀉한다.

- 陰郄穴 刺針(多汗症)

13) 濕病과 暑病의 差異點

- 濕病은 有痛하고 暑病은 無痛하다.

14) 低血壓

- 通關, 通山, 通天은 左右側 刺針한다.

  血壓이 上升되면 片側에만 刺針한다.

25. 鍼治療의 基本原理

① 鬱滯된 部位는 附缸療法을 쓴다.

② 血絡이 있는 곳은 經脈의 死血이 있으니 出血시킨다.

③ 繆刺法을 쓴다.

　• 左病右取, 右病左取 한다.

④ 五臟背兪穴을 取한다.

　• 經絡의 病이면 出血시키고 熱邪가 甚하면

　　五臟背兪穴을 取함.

⑤ 絡穴을 取한다.

　• 各 經의 大絡에 病이면 '孫絡'을 刺針하고

　　陰陽調節을 해서 氣血을 소통시킨다.

26. 刺針法

① 靈樞根結에 用針之要하고 調和陰陽이 基本法則이며 從陰引陽 從陽引陰 以右治左 以左治右 故로 巨刺法

② 標本刺法 軀幹病은 先刺四肢하고 後軀幹한다.
  • 四肢病은 先刺軀幹하고 後四肢한다.

③ 病在中者로 四肢先取하고 軀幹部後刺

④ 十二經脈의 上下內外의 相異한 부위의 對應性
  (十二經脈의 表裏相傳 上下相傳 六經同氣相通이 있으면 對針經을 取하고 患部經을 後取한다.)

⑤ 灸는 先上後下, 先左後右하고 先小數 後多數한다.

27. 皮膚病의 鍼治療

① 少陽火氣, 膽勝格(商陽, 竅陰 補하고, 陽谿, 陽輔는 瀉한다.)

② 수분성 皮膚病(물집이 잡힌다) 足陽明 胃經을 治療한다.

③ 乾性 皮膚病(두드러기, 食中毒) 足太陰脾經을 治療한다. 少府, 大都 補하고, 大敦, 隱白 瀉한다.

④ 발뒤꿈치가 갈라지면 膀胱経 (商陽, 至陰 補하고, 足三里, 委中 瀉한다.)

⑤ 皮膚가 角質化되면 胃經의 氣運이 넘쳐서다. 胃勝格 (臨泣, 陽谷 補하고, 商陽 厲兌 瀉한다.)

⑥ 마른 사람의 發疹 - 膀胱経을 쓴다.

28. 脫毛

■百會穴에 灸

■腎兪, 脾兪, 肝兪, 膽兪, 志室, 意舍

■中脘, 關元, 章門

29. 火傷

■ 外關, 血海, 築賓穴 刺針

■ 계란 흰자를 患處에 도포한다.

30. 오래된 상처

■ 地五會 瀉血한다.

■ 患處 靑筋을 瀉血한다.

31. 코카인 中毒 환자의 治法

■陰谷, 曲泉 補하고, 經渠, 中封 瀉한다.

■神門穴 刺針

32. 妊娠中 胎兒 위치가 변형되면

■ 至陰穴에 灸한다.

33. 乳汁不足

■少澤穴을 補한다.

34. 身長鍼法

■ 四縫, 中脘, 天樞, 足三里에 2日에 1번씩 刺針

35. 禁煙鍼(耳鍼)

■口, 內鼻, 咽喉, 氣管支, 神門, 內分泌, 肺, 飢點

36. 禁酒鍼(耳鍼)

■枕, 醉, 神門, 皮質下, 交感, 額

37. 肥滿者(耳鍼)

■胃, 飢, 渴, 脾, 神門, 內分泌

■手足八邪穴 刺針

38. 루게릭병

■太白, 太淵, 魚際, 少府穴 刺針

〈참고문헌〉

- 『鍼醫學』, 李文宰, 慶苑文化院, 1975. 07. 15
- 『鍼灸大成』, 李泰浩, 杏林書院, 1974. 04. 04
- 『最新耳鍼療法』, 曹圭亭, 汎眞文化史, 1980. 02. 20
- 『鍼灸脈穴學』, 上海科學校 出版社, 1989. 10. 01
- 『鍼灸別傳奇穴集』, 莊育民, 構文打字印刷有限公司, 1960. 05
- 『鍼灸脈穴學』, 陽甲三, 上海科學技術出版社, 1922. 10. 01.
- 『舍岩針法體系的研究』, 趙世衡 著, 成輔社, 1986. 11. 20
- 『鍼灸甲乙經校解釋』, 山東中醫學院, 人民衛生出版社, 1979. 09. 05
- 『舍岩道人鍼灸要訣』, 舍岩道人 原著, 杏林書院, 1954. 12. 03
- 『鍼灸臨床錄』, 化田文誌若, 汎眞文化史, 1980. 02. 20
- 『鍼灸臨床錄』, 化田文誌若, 高文社, 1963. 04. 20
- 『東醫寶鑑』, 東醫寶鑑國譯委員會, 豊年社, 1966. 06. 01

嚴家秘鍼

초 판 1쇄 인쇄일   2024년 8월 5일
초 판 1쇄 발행일   2024년 8월 20일

지 은 이   嚴泰植
만 든 이   李貞玉
만 든 곳   杏林書院
          서울시 은평구 수색로 340 〈202호〉
          전화 : 02) 375-8571
          팩스 : 02) 375-8573
          http://blog.naver.com/pyung1976
          이메일 pyung1976@naver.com
등록번호   제25100-2015-000103호
  ISBN   979-11-89061-19-7 93510
정   가   20,000원